LAUMONIER

LES FLAUBERT

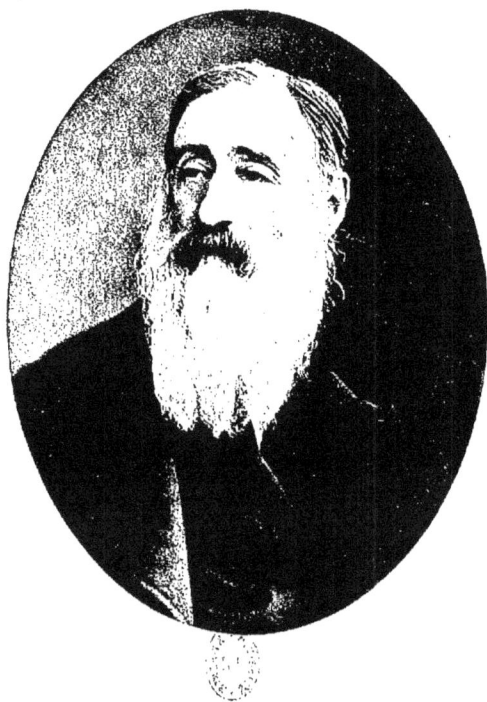

LAUMONIER

LES FLAUBERT

Simple Esquisse

DE

TROIS CHIRURGIENS DE L'HÔTEL-DIEU DE ROUEN

PENDANT UN SIÈCLE (1785-1882)

Lecture faite à l'Académie des sciences, belles-lettres et arts de Rouen

PAR

LE DR MERRY DELABOST

Chirurgien en chef honoraire de l'Hôtel-Dieu
Médecin en chef des Prisons
Professeur à l'École de Médecine.

ÉVREUX

IMPRIMERIE DE CHARLES HÉRISSEY

—

1889

LAUMONIER

Messieurs,

A côté des hommes d'élite dont les découvertes scientifiques, attestées par leurs écrits, ont gravé profondément le nom dans la mémoire de la postérité, il en est qui, par leur dévouement, par les progrès qu'ils ont imprimés à leur art, ont, eux aussi, acquis des droits incontestables à la reconnaissance publique. Tant qu'ils vivent, tous apprécient leurs mérites, tous célèbrent leur science; mais, si les résultats de leurs travaux n'ont pas été consignés dans des documents écrits, à peine sont-ils disparus que le souvenir de leurs services s'affaiblit et bientôt s'efface ; et si quelque édile, jaloux des gloires locales, tente de perpétuer leur mémoire en donnant leurs noms à cer-

taines rues de la cité, la plupart des habitants
savent à peine pour quelles raisons ces noms
ont été choisis et n'y attachent pas plus d'importance qu'à ceux des rues des grosses pierres,
du Pont-à-Renaud ou de la Cigogne-du-Mont.

Il n'est pas nécessaire de remonter loin dans
l'histoire de Rouen pour trouver des exemples
de cet oubli regrettable. C'est pour en réparer
un semblable que notre confrère, M. le docteur
Pennetier, appelé, par ses fonctions de Professeur à l'École de Médecine, à prononcer le discours d'usage, lors de la Rentrée Solennelle des
établissements d'Enseignement Supérieur de la
ville de Rouen, a fait revivre la mémoire d'un
éminent chirurgien de l'Hôtel-Dieu, Laumonier.
Dans les quinze dernières années du siècle écoulé
et dans les quinze premières du siècle présent,
Laumonier, « dont personne ne parle plus,
dont le nom ne figure même pas dans les bio-
graphies médicales », avait conquis une grande
renommée. « Il fut, dit le docteur Pennetier,
l'un des plus habiles chirurgiens et l'un des plus
grands anatomistes de son siècle ; ce fut un professeur remarquable et un artiste de grand
mérite. Pourquoi reste-t-il inconnu de la géné-

ration actuelle ? Parce que ses nombreuses occu-
pations ne lui ont pas laissé le temps d'écrire.
J'ai pris à tâche, ajoute M. Pennetier, de faire
sortir sa mémoire d'un injuste oubli ; j'ai donc le
devoir de vous exposer les titres qu'il possède
au souvenir de la postérité. »

L'Académie accueillera, sans doute, l'hommage
qui lui a été offert de ce Discours par son auteur
avec une satisfaction d'autant plus grande que,
pendant trente-deux ans, Laumonier avait fait
partie de notre Compagnie. Elu membre en
1786, il en devint Directeur en 1792. En 1815,
plusieurs attaques d'apoplexie le mirent hors
d'état de continuer ses fonctions ; il sollicita
le titre de « Vétéran » qui lui fut accordé en
récompense de ses services.

L'Académie a reçu de lui communication d'im-
portants travaux de chirurgie, d'anatomie et de
physiologie : En 1786, *Extirpation de l'ovaire;*
— *Possibilité de l'amputation de la matrice ;*
— En 1787, *Aperçu mécanique de la nutri-
tion;* — En 1788, *Essai physiologique sur la
génération ;* — *Essai sur la nécrose des os ;* —
En 1790, *Luxation complette* (sic) *de l'astra-
gale ;* — En 1791, *Dessin d'une hermaphro-*

dite;— Observations physiologiques sur l'union de l'homme moral et de l'homme physique.

Après avoir tracé à grands traits la biographie de Laumonier, M. Pennetier nous montre le chirurgien, hardi précurseur, pratiquant le premier l'extirpation de l'ovaire. Le hasard l'avait conduit à cette opération, mais le succès qui la couronna le détermina quelques années plus tard à la proposer pour une autre malade.

Devant l'avis contraire exprimé par ses confrères, il dut s'abstenir; son dessein fut même blâmé par l'Académie de Chirurgie. « Or, que fait-on aujourd'hui, en présence d'une tumeur abdominale de nature douteuse et contre laquelle tout traitement médical est jugé impuissant? Une incision exploratrice d'abord ; l'ablation de la tumeur ensuite, si l'opération est possible. Voilà ce que voulait faire Laumonier, qui eut le tort peut-être de devancer son siècle, mais que le siècle suivant doit alors revendiquer comme sien. »

Si Laumonier eût été écouté, l'opération de l'ovariotomie qui, de nos jours, donne de si beaux résultats, eût pu prendre place dans la pratique chirurgicale environ soixante-dix ans

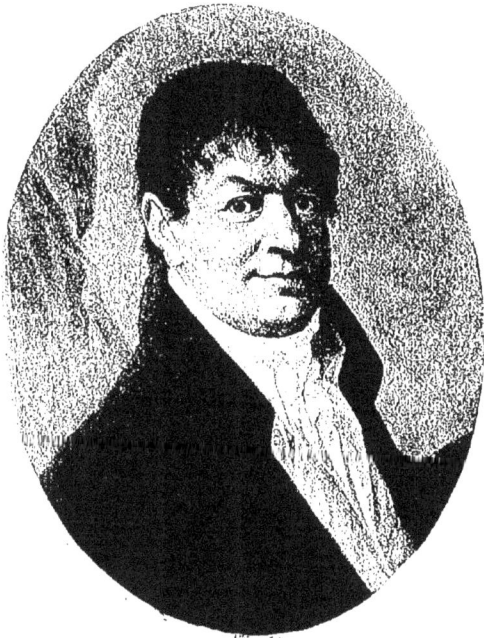

plus tôt et sauver de la mort un grand nombre de malades.

Comme anatomiste, Laumonier se distinguait par une rare habileté; ses recherches sur le système des vaisseaux lymphatiques, sur le système nerveux, sont des plus intéressantes. Il possédait, en outre, à un haut degré, le don d'exciter chez ses élèves l'amour qu'il avait pour son art, et, tout en leur montrant les difficultés de la route à parcourir, il savait entretenir leur zèle pour l'étude. « Dans notre art, leur disait-il, la médiocrité est un crime. Rien ne peut excuser les fautes de l'ignorance dans un état qui a pour objet la vie et la santé des hommes. »

Mais Laumonier n'excellait pas seulement à faire des préparations anatomiques et à les démontrer à ses élèves, il les reproduisait en cire avec une telle perfection que l'Institut de France, dans un rapport rédigé en 1805 par Fourcroy, Chaptal et Cuvier, disait en parlant d'une de ses pièces : « Il a appliqué tous ses moyens avec tant de patience et un sentiment si parfait de ressemblance qu'il n'y a, pour ainsi dire, que le tact et l'odorat qui avertissent que ce n'est pas un cadavre que l'on voit. » — « La France, disait encore ce rapport, a aujour-d'hui l'honneur de surpasser l'Italie dans l'art des représentations anatomiques ; mais cet art n'y est jusqu'à présent possédé que par le seul M. Laumonier dans ce degré de per-fection. »

Quand j'aurai ajouté que Laumonier eut pour élèves et collaborateurs dans ses préparations Jules Cloquet, qui devint ensuite un des plus brillants professeurs de la Faculté de Médecine de Paris, son frère Hippolyte Cloquet, mort trop jeune pour atteindre le rang que lui assi-gnait son talent, Delmas de Montpellier, un savant accoucheur, et enfin Flaubert père, qui lui succéda à l'Hôtel-Dieu, vous penserez, avec moi, Messieurs, qu'un pareil homme ne méritait pas l'oubli dans lequel son nom était tombé et que M. le docteur Pennetier a été heureusement inspiré en faisant revivre sa mémoire.

Forcé par les circonstances d'être bref, notre distingué confrère a composé un discours aussi concis qu'intéressant, aussi substantiel dans le fond que remarquable par la forme. Les notes justificatives dont il l'a enrichi, en le publiant,

en font, en outre, une œuvre historique d'une
réelle importance (¹).

(¹) *Le Chirurgien Laumonier* (1749-1818) par Georges PENNETIER,
Directeur du Muséum d'Histoire Naturelle, Professeur à l'Ecole de
Médecine et à l'Ecole Supérieure des Sciences et des lettres de
Rouen.
Rouen. — Imprimerie Julien LECŒUF, 1887.

LES FLAUBERT

Dans un des passages de son travail, après
avoir rapporté, d'après Flaubert père, les soins
que Laumonier prodiguait à ses malades avant
et après les opérations, M. Pennetier ajoute :
« Quand l'heure aura sonné de faire pour les deux
Flaubert ce que je tente aujourd'hui de faire
pour Laumonier, celui qui écrira leur histoire
se rappellera ces paroles. A moi de vous montrer
ce que les malheureux perdirent à la mort de
Laumonier; à lui de vous dire ce qu'ils gagnè-
rent à l'avènement de ses dignes successeurs. »

Je n'ai pas l'intention, Messieurs, d'entre-
prendre un travail aussi important, aussi com-
plet que celui de M. Pennetier; mais j'espère que
vous voudrez bien permettre à celui qui eut

l'avantage d'être l'élève de Flaubert fils, et l'honneur d'être son ami, de répondre à la dernière
pensée exprimée tout à l'heure, de rappeler en
quelques mots la vie laborieuse et si utile des
deux chirurgiens et ce qu'ils furent pour les
malheureux confiés à leur dévouement. Vous
pourrez apprécier si, de même que Laumonier,
ils ne méritent pas que leur mémoire soit défen-
due contre l'ingratitude et l'oubli.

Certes leur nom est encore très vivant parmi
les populations de notre contrée ; mais, à voir la
rapidité avec laquelle disparaissent les renom-
mées les mieux acquises, et se perd le souvenir
des services les plus incontestables, n'est-il pas à
craindre qu'il n'en advienne d'eux comme de
leur prédécesseur ? N'avons-nous même pas
assisté déjà à ce triste spectacle ?

La mort de Flaubert père, brusquement
frappé, le 15 janvier 1846, en plein exercice
professionnel, fut un deuil général ; ses funé-
railles revêtirent un caractère à la fois gran-
diose et touchant ; la population presque
entière de la ville y assistait, et ses anciens
malades de l'Hôtel-Dieu avaient tenu à honneur de porter à bras son cercueil. Il sem-

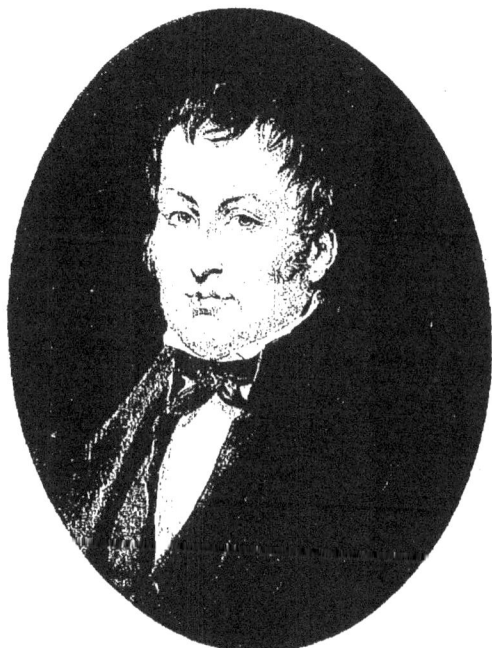

blait que son souvenir dût être profondément gravé dans le cœur de la cité ; et cependant les quarante-deux années seulement qui se
sont écoulées depuis sa mort ne l'ont-elles pas
déjà trop effacé ?

Achille Flaubert avait continué dignement
l'œuvre paternelle et conservé intacts ses droits
à la reconnaissance de ses concitoyens. Mais,
moins heureux en cela que son père, quelque
temps avant sa mort, la maladie le tint éloigné
de son service hospitalier et de sa clientèle et
l'on put voir, à ses obsèques, que deux ou trois
ans, à peine, avaient déjà suffi pour faire
oublier, en grande partie, l'importance de ses
longs services.

Permettez-moi, Messieurs, d'évoquer quelques souvenirs qui me sont chers et de vous tra-
cer une rapide esquisse des deux habiles chirurgiens qui, durant près de trois quarts de siècle,
ont été si utiles à leur pays.

Flaubert père était l'un des chirurgiens les
plus distingués de cette brillante pléiade sortie,

suivant l'expression pittoresque de son fils
Gustave, du tablier de Bichat.

Le docteur Chéreau lui a consacré, dans le
Dictionnaire encyclopédique des sciences médicales, une notice qui est un juste hommage
rendu à son talent et à son caractère : « Sans
avoir jamais rien écrit, dit-il, ce chirurgien a
obtenu une grande notoriété, non seulement
dans la Normandie qu'il habitait, mais encore
dans toute la France et même à l'étranger. C'est
que, comparable sous bien des points à Dupuytren, il n'a eu en vue que la pratique, l'instruction des élèves au lit du malade. Doux, affable,
plein de bonhomie, sachant se faire estimer,
chéri du peuple, ami dévoué, indépendant, et
d'une certaine opiniâtreté, possédant un jugement sain, d'une scrupuleuse exactitude dans
son service, connaissant à fond son art, plein
de ressources dans les cas d'une gravité excep-
tionnelle, Flaubert pourrait être nommé le
Dupuytren de la province ; il avait les qualités
du grand chirurgien de Paris, sans en avoir la
tyrannie, la violence, le caractère abominable.
Sa mort fut un véritable deuil public, et, à
l'assistance nombreuse qui le suivit à sa der-

Messieurs

J'ai appris que Mr le Docteur Baulot vous avait
écrit en faveur de Mr Balis qui doit devenir son adjoint
et qu'il... de l'emploi de son adjudication au chirurgien; c'est pourquoi
je sollicite près de vous un adjoint de mon goût et qui me
... convient que ... convient à la place par son
instruction, son zèle et la bonne harmonie qui existe entre nous,
cet adjoint que je vous prie de m'accorder de préférer à tout
autre est Mr Leudet qui doit distinguer à Paris et dont j'ai
déjà eu l'honneur de vous parler.

J'ai l'honneur d'être,

Messieurs,

Votre très Respectueux et Obéissant serviteur

Flaubert

Rouen le 6 Nov. 1820.

nière demeure, on devinait que les pauvres,
les malheureux et les infirmes venaient de faire
une grande perte.

Flaubert (Achille-Cléophas) était né à Mé-
zières (Aube) le 15 novembre 1784 ; il apparte-
nait à une famille de vétérinaires instruits, qui
a fourni des professeurs habiles à l'école
d'Alfort. Elève du collège de Sens, il vint à
Paris, fit partie de l'Ecole pratique et fut cou-
ronné dans presque tous les concours. Il avait
cependant des concurrents bien dangereux
puisqu'ils portaient ces noms : Bouchet (de
Lyon), Pictet, Marandal, Magendie, Breschet,
Pelletan. Devenu interne à l'Hôtel-Dieu, il fut
reçu docteur à Paris, le 17 novembre 1810.
Rester à Paris, y disputer la célébrité aux
grands chirurgiens de l'époque, tel était son
rêve. Mais on sait l'humeur jalouse de Dupuytren, inaccessible aux sentiments de la bonne
confraternité, et qui ne souffrait pas que
quelqu'un s'élevât à côté de lui. Tant et si
bien que Flaubert fut relégué à Rouen. Il
devait s'y illustrer en créant des cours de
clinique chirurgicale, de pathologie externe,
d'accouchements, de médecine opératoire et

de bandages. Peu de temps après, il devenait chirurgien de l'Hôtel-Dieu, en remplacement de Laumonier, puis professeur de clinique chirurgicale et directeur de l'École de Rouen. »

En 1815, Flaubert père avait été élu membre de notre Compagnie. Dans son discours de réception, il établit les rapports nombreux et la liaison intime de la médecine avec toutes les branches des connaissances humaines : « Puisque le médecin, dit-il en terminant, ne doit être étranger à aucune des sciences, s'il est appelé à observer et à s'instruire partout, c'est particulièrement au milieu des sociétés savantes qu'il peut espérer d'acquérir des con-naissances solides, soit en conversant avec des médecins instruits, mûris par l'expérience, soit en s'éclairant des lumières de ceux qui s'occupent à étendre le domaine des sciences physiques ou morales. »

Flaubert lut encore à l'Académie les divers travaux qui suivent :

— Observations relatives à une nouvelle manière de pratiquer chez les femmes la lithotomie (1815).

— Observation de carie de la colonne ver-
tébrale (1815).

— Observation d'anévrysme de l'artère
aorte communiquant avec l'artère pulmonaire
(1815).

— Rapport sur un mémoire concernant une
rupture du ventricule gauche du cœur, par le
docteur Worbe, de Dreux (1815).

— Rapport sur une thèse inaugurale de
M. Martin d'Offigny, intitulée : Observations
et réflexions sur quelques maladies de la
glande parotide (1816).

— Mémoire sur l'inutilité et même les incon-
vénients du bandage dans plusieurs fractures
(1816).

— Rapport sur deux observations du docteur Blanche, intitulées : Fistule lacrymale
causée par la présence d'un polype dans le
canal nasal. Démonomanie guérie par un traitement moral (1816).

— Rapport sur deux ouvrages de M. Désor-
meaux : Précis de doctrine sur l'accouchement
par les pieds (1817). — De abortu.

— Rapport sur un travail du docteur Le

Prévost. — Examen de la théorie de la vision (1817).

— Rapport sur une observation de M. Hellis fils, relative à un étranglement de l'iléon par l'appendice iléo-cœcal (1818).

— Rapport sur le bdellomètre du docteur Sarlandière (1820).

— Observation de fracture du col du fémur (1827).

Flaubert publia aussi un important mémoire sur plusieurs cas de luxations dans lesquels les efforts pour la réduction avaient été suivis d'accidents graves.

Il n'est donc pas absolument exact de dire, ainsi que l'a fait le docteur Chéreau, que Flaubert père n'a rien écrit ; ce qui est vrai, c'est qu'absorbé par les labeurs incessants d'une immense clientèle, il s'en remit à ses élèves du soin de faire connaître ses innovations les plus ingénieuses en thérapeutique chirurgicale ; c'est par la thèse du docteur Bailleul que fut connue et propagée sa méthode des grandes incisions dans le traitement des abcès

froids. (Essai sur les abcès froids idiopathiques
et leur traitement, thèse de Paris, 1820.)

C'est encore la thèse du docteur Laloy qui
fit connaître son procédé de suture osseuse
appliquée à la guérison des pseudarthroses.
(De la suture des os, thèse de Paris, 1829.)

Achille Flaubert ([1]), désigné comme adjoint
de son père en 1839 et choisi pour lui succéder
dans les fonctions de chirurgien de l'Hôtel-
Dieu en 1846, continua toutes ses traditions.
Entraîné également dans le courant d'une
pratique médicale très étendue, il ne donna
guère de publicité aux résultats de sa vaste
expérience. Je ne connais de lui que les publi-
cations suivantes :

— Quelques considérations sur le moment
de l'opération de la hernie étranglée (Thèse
inaugurale, 16 mai 1839).

— Observations et réflexions sur une exos-
tose de nature douteuse développée sur le
maxillaire inférieur et qui a exigé la résection
de l'os. (*Arch. gén. de méd.*, 1840.)

([1]) Né à Rouen, rue du Petit-Salut n° 8, le 9 février 1813.

— Observation d'ablation de l'os maxillaire supérieur en totalité pour une affection indépendante de cet os, guérison. (*Arch. gén. de méd.*, 1840.)

— Production cartilagineuse développée sous l'albuginée entre cette membrane et la substance propre du testicule avec coïncidence d'encéphaloïde et d'hydrocèle. (*Bull. de la Soc. de Méd. de Rouen*, 1853.)

— Observation d'œsophagotomie et d'extraction d'un volumineux os de bœuf arrêté dans l'œsophage. (*Bull. de la Soc. de Méd. de Rouen*, 1854.)

Le docteur Chéreau, dans la notice dont j'ai cité un extrait, a commis une erreur en disant que Flaubert père avait pratiqué le premier en France la résection totale du maxillaire supérieur, destinée à créer une large voie pour l'extirpation des polypes naso-pharyngiens. C'est au fils qu'en revient le mérite.

Les travaux de Gensoul, de Lyon, avaient vulgarisé l'ablation du maxillaire supérieur, mais cette opération n'avait été pratiquée que pour l'extraction de cet os atteint de maladie.

En mars 1840, se trouvait à l'Hôtel-Dieu de
Rouen un jeune homme atteint d'un polype
volumineux, qui remplissait la partie supérieure du pharynx et la fosse nasale gauche,
avait détruit la voûte palatine et envoyait un
prolongement dans le sinus maxillaire et dans
l'orbite.

Déjà diverses méthodes avaient été essayées :
la ligature simple, — une partie seulement de
la tumeur avait pu être enlevée ; — une autre
ligature après incision préliminaire du voile
du palais et de la muqueuse palatine, — le
polype, tombé partiellement, n'avait pas tardé
à se reproduire.

« Je pensai, dès lors, dit Achille Flaubert,
dans le mémoire qu'il publia à ce sujet : 1° que
toutes les tentatives de ligature échoueraient,
comme elles avaient déjà échoué, à cause des
nombreuses insertions de la tumeur ; 2° que
les autres procédés seraient, ou non appli-
cables, ou aussi peu suivis de succès ; 3° que
la tumeur, déjà énorme, continuerait à faire des
progrès et tuerait infailliblement le malade ;
4° qu'il n'y avait qu'un moyen de salut et que
ce moyen consistait à enlever l'os maxillaire

supérieur gauche ; qu'alors le polype serait largement à découvert, que l'on pourrait agir sur lui avec connaissance de cause, et enlever le mal jusque dans ses racines.

Mon père adopta de tout point cette manière de voir et me chargea de l'opération, que je pratiquai le 13 avril. »

Cette innovation fut alors considérée comme très audacieuse ; mais si quelques critiques s'élevèrent, elles restèrent sans écho. L'exemple au contraire fut bientôt suivi avec le même succès.

Ce fut d'abord le professeur Michaux, de Louvain, qui appliqua la méthode de Flaubert, chez un jeune garçon de 18 ans, sur lequel, à deux reprises différentes, il avait combiné de diverses manières l'arrachement, l'excision, la cautérisation aidée de l'incision du voile du palais. Le polype repullulait toujours. Après l'extraction du maxillaire supérieur, la tumeur put être enlevée jusqu'à la racine et le malade guérit parfaitement. (*Gazette méd. de Paris,* 7 *juin* 1848.)

En 1849, Robert pratiqua la même opération à l'hôpital Beaujon ; puis Maisonneuve, en 1852.

Mon cher ami ayez
l'obligeance, si faire se peut
de me dire Demain matin
quel est le dépôt des
urines que vous avez
de Guin vous avez déjà exa-
-minées — à vous

27. Jan.ᵉ   A. Flaubert

Si vous voulez prendre le café
ce soir, venez à l'Hôpital

C'est ainsi que la méthode inaugurée par
Achille Flaubert, maintenant acceptée par tous,
est définitivement entrée dans la pratique cou-
rante de la chirurgie.

Mérite-il donc l'oubli le chirurgien auquel
de nombreux malades, condamnés, sans son
initiative hardie, à périr misérablement, doi-
vent l'existence ?

Peut-il être oublié de ses élèves et de ses
malades, cet homme excellent qui n'avait pas
moins de dévouement, de patience, de douceur,
d'égards, pour le plus obscur de ses malades
de l'hôpital, que pour ses clients les plus riches
et les plus puissants ?

Que de fois l'ai-je vu rentrant, le soir, par-
fois même la nuit, après une journée de fatigue,
aller encore visiter dans ses salles quelques
malades ou opérés dont la santé le préoccupait!

Son attachement à sa clientèle hospitalière
ne s'affaiblit jamais, et lorsque, contraint par
la maladie de s'en séparer, il partit pour Nice,
où il allait chercher, hélas en vain ! le rétablis-
sement de sa santé, sa dernière recommanda-
tion avait pour objet son service dont j'étais
chargé.

L'exactitude de Flaubert était, pour ainsi dire, légendaire. Ses appartements communiquaient avec la salle St-Charles, et, chaque matin, avant que l'horloge de l'Hôtel-Dieu eût fait entendre le dernier coup de sept heures, sa porte s'ouvrait et la visite commençait.

Avec quelle avide curiosité tous les malades le suivaient des yeux ! Il en est bien peu, sans doute, qui ne s'en souviennent, car, sans parler de l'affection et de la confiance qu'il leur inspirait, sa physionomie si caractérisée était de celles qui frappent et ne s'oublient guère.

Une taille élevée, svelte ; le haut du corps un peu penché en avant dans la marche, et animé d'un balancement onduleux ; la main gauche placée sur les reins, la droite jouant machinalement avec un instrument tiré de la poche de son tablier ; une longue barbe que, par un geste familier, il embrassait de la main pour l'enfoncer dans le collet de son habit, afin de n'en être pas gêné pendant l'examen des malades ; de grands yeux noirs pleins de douceur et d'expression, qui semblaient vouloir fouiller jusqu'au fond des consciences, pour bien comprendre ce qu'on lui disait et deviner ce qu'on ne lui disait pas ; tout, en lui, concourait, sans qu'il visât à l'effet, à lui donner un cachet absolument personnel, et qui le distinguait entre tous. Mais où il était particulièrement remarquable, c'est lorsqu'il pratiquait cette opération de l'ablation du maxillaire pour laquelle il avait une prédilection toute paternelle. Le ciseau et le maillet en mains, il semblait un sculpteur inspiré perfectionnant un chef-d'œuvre.

La prudence était une de ses qualités dominantes ; ce n'était qu'après avoir mûrement pesé les chances favorables ou défavorables d'une opération qu'il se décidait à la pratiquer.

Une longue expérience, commencée dès l'enfance, sous un maître aussi dévoué qu'habile, un jugement droit, des sens d'une rare finesse et particulièrement une remarquable délicatesse du toucher lui avaient d'ailleurs donné une grande sûreté de diagnostic.

Dans l'exécution des opérations, rien n'était laissé au hasard. Il disposait lui-même, avec le plus grand soin, tout l'arsenal des instruments nécessaires, et mettait en pratique ce conseil qu'il avait coutume de donner : « Ayez trop d'instruments, pour ne pas courir le risque de n'en avoir pas assez et d'être surpris par quelque complication imprévue. »

Tous les préparatifs achevés, et les instruments soustraits à la vue du malade afin de lui épargner une impression d'effroi, celui-ci était apporté sur le lit d'opération ; après une parole d'encouragement donnée au patient, comme un général qui se prépare à commander l'assaut, Flaubert s'assurait d'un regard que chacun de ses assistants était à son poste, et disait : « Y sommes-nous ? » c'était le signal de l'action.

Les anciens chirurgiens s'inspiraient, dans la pratique des opérations, de ces trois préceptes aphoristiques : « *citò, tutò et jucundè.* » Il fallait opérer promptement, *citò*, afin de diminuer, dans la mesure du possible, l'inévitable douleur ; *tutò*, avec sécurité, sans rien livrer au hasard, pour assurer toutes les chances favorables ; *jucundè*, avec douceur et bienveillance, en faisant entrevoir au malade qu'une prompte guérison allait être le prix de son courage.

De nos jours, l'un au moins, de ces préceptes, *citò*, n'a plus sa raison d'être. Qu'importe la promptitude, puisque l'action bienfaisante du chloroforme supprime la douleur ? Flaubert, qui n'avait pas cette ressource, ou, pour être plus exact, qui n'aimait pas à s'en servir, à cause de la frayeur que lui inspirait un agent anesthésique encore assez peu connu, se conformait toujours aux anciens préceptes : sa merveilleuse prestesse de main lui permettait d'opérer à la fois *cito et tutò ;* et, le malade restant éveillé pendant tout le cours de l'opération, il ne cessait de soutenir sa résolution et ses espérances.

Après l'opération, dans les pansements et les soins qui en assurent le succès définitif, que d'attentions vigilantes, que de délicate bonté !

J'aurais bien d'autres détails à ajouter si je voulais suivre Achille Flaubert dans l'intimité de la vie de famille, dans sa paternelle affection pour ses élèves, et dans la bienveillance de ses relations confraternelles, qui lui avait valu d'être nommé Président de l'Association des médecins du département de Seine-Inférieure ; mais je m'arrête ici, car je n'ai voulu qu'indiquer en traits rapides, les titres des Flaubert à la reconnaissance publique en tant que chirurgiens de l'Hôtel-Dieu, et montrer que, pas plus que leur prédécesseur Laumonier, ils ne méritent l'oubli.

Si incomplets qu'ils soient, ces quelques souvenirs pourront, je l'espère, n'être pas inutiles à celui que ne peut manquer de tenter, lorsque l'heure sera venue, la tâche intéressante d'écrire l'histoire d'une famille qui a conquis un rang si élevé, et dans la science chirurgicale et dans la littérature.

Avril 1888.

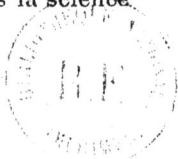